AF252698

THERMOMÈTRES PHYSIOLOGIQUES

ET

THERMOMÉTRIE MATHÉMATIQUE

LEUR APPLICATION

A LA MÉDECINE, A LA CHIRURGIE, A L'ÉDUCATION

Par ÉDOUARD SEGUIN, D. M.

PRIX : 50 CENTIMES

PARIS :   Chez J. B. Baillière, libraire, rue Hautefeuille.
           Avec les thermomètres physiologiques du Dr Seguin :
  »   Chez A. Mathieu, fabricant d'instruments de chirurgie,
           au carrefour de l'Odéon ;
  »   Et Alvergniat frères, manufacturiers d'instruments
           de chimie et de physiologie, 20, passage de la
           Sorbonne.
LONDRES : By L. P. Casella, manufacturer of philosophical
           instruments, 147, Holborn Bar.
NEW-YORK : at Geo. Tieman and Co, 67, Chatham str., or 107 E,
           28 str.

THERMOMÈTRES PHYSIOLOGIQUES

ET

THERMOMÉTRIE MATHÉMATIQUE

LEUR APPLICATION

A LA MÉDECINE, A LA CHIRURGIE, A L'ÉDUCATION

PAR ÉDOUARD SEGUIN, D. M.

PRIX : 50 CENTIMES

PARIS : Chez J. B. BAILLIÈRE, libraire, rue Hautefeuille.
     Avec les thermomètres physiologiques du Dr Seguin :
 »   Chez A. MATHIEU, fabricant d'instruments de chirurgie,
     au carrefour de l'Odéon;
 »   Et ALVERGNIAT frères, manufacturiers d'instruments
     de chimie et de physiologie, 20, passage de la
     Sorbonne.
LONDRES : By L. P. CASELLA, manufacturer of philosophical
     instruments, 147, Holborn Bar.
NEW-YORK : at GEO. TIEMAN and C°, 67, Chatham str., or 107 E,
     28 str.

THERMOMÈTRES PHYSIOLOGIQUES

ET

THERMOMÉTRIE MATHÉMATIQUE

LEUR APPLICATION

A LA MÉDECINE, A LA CHIRURGIE, A L'ÉDUCATION

Par Édouard SEGUIN, D. M.

PRIX : 50 CENTIMES

PARIS :   Chez J. B. Baillière, libraire, rue Hautefeuille.
           Avec les thermomètres physiologiques du Dr Seguin :
  »   Chez A. Mathieu, fabricant d'instruments de chirurgie,
           au carrefour de l'Odéon ;
  »   Et Alvergniat frères, manufacturiers d'instruments
           de chimie et de physiologie, 20, passage de la
           Sorbonne.
LONDRES : By L. P. Casella, manufacturer of philosophical
           instruments, 147, Holborn Bar.
NEW-YORK : at Geo. Tieman and Co, 67, Chatham str., or 107 E,
           28 str.

L'auteur déclare réserver ses droits de traduction et de reproduction, soit en France, soit à l'étranger, notamment en ce qui concerne les tableaux.

Cet ouvrage a été déposé au ministère de l'intérieur (section de la librairie) en juillet 1873.

THERMOMÈTRES PHYSIOLOGIQUES

ET

THERMOMÉTRIE MATHÉMATIQUE

LEUR APPLICATION

A LA MÉDECINE, A LA CHIRURGIE, A L'ÉDUCATION

On ne change pas les *mètres* acceptés sans de graves raisons. Celles qui ont conduit aux changements ici proposés sont les suivantes :

Le point de départ (zéro) des échelles thermométriques précédemment en usage est placé où la glace fond, ou bien où le mercure gèle, c'est-à-dire en dehors des conditions biologiques du corps humain.

Ces points, si intéressants pour l'agriculteur et le naturaliste, n'intéressent nullement les classes qui doivent aider le médecin, les mères, les garde-malades, etc., qui l'aideront d'autant plus et mieux qu'il emploiera des méthodes d'observation plus faciles à comprendre.

Au contraire, en plaçant le zéro, point de départ de l'échelle du thermomètre humain, là où Becquerel et Brechet ont établi la Norme humaine, toutes les déviations morbides sont forcément perçues et aisément calculées ; la thermométrie pathologique devient mathématique.

L'échelle centigrade sera conservée, seulement son zéro sera placé au centre du drame de la santé, de la maladie et de la mort : tout le monde comprendra.

Parmi les avantages qui en résulteront, on pourra, après avoir *pris* les températures anormales, les *calculer*, et établir leurs *sommes* passées et futures, pour les besoins de l'éducation, de l'assurance sur la vie, et de beaucoup d'autres usages sociaux et industriels.

On pourra surtout réduire en chiffres les actions thérapeutiques qui sont encore conjecturées, faute de mètre pour les mesurer et les supputer.

Enfin l'échelle physiologique-centigrade est la seule qui permette de reprendre les calculs hippocratiques, et, par la lecture facile des déperditions de calorique (ustions), de lire bien des lois pathologiques encore cachées derrière le voile des conjectures.

SCHEMA DE L'ÉCHELLE DE THERMOMÉTRIE HUMAINE.

	$\bar{7}$......	Pas de guérison prouvée.
	$\bar{6}$......	Presque toujours mortelle.
	$\bar{5}$......	Souvent fatal.
Degrés au-dessus de zéro	$\bar{4}$......	Fièvre intense.
(ainsi écrits).........	$\bar{3}$......	Fièvre considérable.
	$\bar{2}$.5....	Fièvre modérée.
	$\bar{1}$.5....	Fièvre légère.
Zéro, ligne de santé....	0......	Norme.
	.$\bar{5}$....	Sub-normal.
	$\bar{1}$......	Dépression.
Degrés au-dessous de zéro	$\bar{2}$......	Collapse imminent.
(ainsi écrits)........	$\bar{2}$ à $\bar{3}$..	Collapse algide.
	$\bar{4}$ à $\bar{5}$..	Pas de guérison connue (excepté dans le choléra).

Cette valeur absolue des quantités thermiques est modifiée et éclairée par leur position relative dans des séries. — Voir : *Manual of thermometry for mothers, nurses*, etc., by E. Seguin, M. D. Editor, G. P. Putnam, New-York.

THERMOMÈTRE PHYSIOLOGIQUE.

Le thermomètre physiologique ne diffère donc des autres que par le point de départ de sa gradation, marquant zéro là où le centigrade marque 37°, le Fahrenheit 98°6, le Réaumur 29°60. De ce point, essentiellement humain, les degrés ascendants accusent fièvre, les descendants algidité.

(Manœuvre : Avant de placer le thermomètre, on le chauffe dans la main, puis on s'assure que son index est de 2° ou 3° au-dessous de 0 ; sinon on l'y fait descendre en imprimant à la colonne de mercure de légères secousses dans cette direction.)

On place le thermomètre de cavité, chez les très-jeunes enfants, dans le rectum ou dans les plis de l'aine ou du cou ; plus tard, dans l'aisselle, par derrière, pour qu'ils ne puissent y porter la main ; et chez l'adulte, dans les cavités naturelles ou artificielles, en tenant compte d'un demi-degré de plus dans les premières que dans les dernières. Mais, à moins d'indications spéciales, on le place dans l'aisselle. (Manœuvre continuée : Le bras étant levé horizontalement, et l'aisselle séchée (si elle est humide), le réservoir est inséré, pas trop avant, au pli formé par la jonction du bras à la poitrine ; puis l'avant-bras est ramené et maintenu sur la poitrine par le malade ou par un assistant, de manière que la main reste sur l'épaule opposée durant 5, 7 ou 10 minutes (toujours le même temps et le même instrument pour le même malade) ; après quoi les degrés et fractions obtenus sont lus et enregistrés de suite, ou bien l'instrument est placé en lieu sûr pour que le médecin lise l'observation à sa prochaine visite.)

Les degrés ainsi obtenus, aux heures voulues, indiquent

mathématiquement les quantités de la combustion, que l'on écrit à la file dans le tableau des signes vitaux, qui va suivre.

THERMOMÈTRE DE SURFACE.

Le thermomètre de surface a pour objet de mesurer les combustions locales, en localisant la thermométrie humaine. Cet instrument est indispensable, car dans maintes circonstances l'ustion locale est exagérée par l'action locale, et *vice versa ;* tandis que dans d'autres les combustions locales sont ou ne sont pas isothermales à l'ustion générale.

La thermométrie localisée ne donne pas des températures locales absolues, mais seulement relatives. Relatives à quoi ?...

A la température générale du même individu.

A celle du côté opposé au côté malade, et qui, en santé, lui est naturellement isothermal.

A celle d'une autre personne en santé, mise dans les mêmes conditions thermiques que le malade.

A celle du même point avant, durant et après des opérations, des exercices, des efforts intellectuels, des influences externes ou internes, médicatrices, toxiques, etc.

On se sert principalement du thermomètre de surface dans les affections unilatérales ou ambulantes ; ainsi, pour épier et prévenir le passage de certaines inflammations d'un côté à l'autre (dans l'ophthalmie), ou vers des organes délicats (dans l'érysipèle), ou sous des appareils en chirurgie, etc.

On s'en sert aussi, comme le fait journellement mon très-illustre ami le professeur Brown-Sequard, en physiologie expérimentale et dans l'étude des maladies nerveuses.

Enfin, le thermomètre de surface dénonce *per contra,* par son silence, les prétentions morbides de presque toutes les malingreries, qu'on est autrement réduit à croire ou à nier sur conjecture. Dans ce but, il serait d'un usage quotidien dans les armées, dans les ateliers, dans les prisons, etc., et fréquent dans certains cas de médecine légale.

L'échelle du thermomètre de surface est, comme celle du premier, centigrade avec le zéro au point physiologique. Il n'a pas d'index, à cause de l'intérêt qu'on a d'observer, en outre du degré atteint, la rapidité de l'ascension du mercure : rapidité qui n'est pas toujours en rapport avec la hauteur définitive, mais qui donne une idée assez exacte de l'activité du processus inflammatoire.

(Manœuvre : On peut employer un seul thermomètre de surface sur deux points successivement, ou deux simultanément. On les *pose* délicatement (on ne les *presse* pas) sur le point à observer. Deux doigts les tiennent au-dessus de (et non sur) la colonne de mercure qu'ils contribueraient à échauffer. Autrement on les maintient en place par une bande ou ccinture, comme on fait aux tempes sur les écoliers, pour mesurer l'ustion résultant du travail intellectuel des deux côtés du cerveau.)

Mais comme la valeur des observations thermométriques résulte moins de leur chiffre intrinsèque que de leur progression dans des séries, et de la mathématique de leurs séries, on les inscrit et on les somme ainsi qu'il suit dans une Table de signes vitaux, dont je vais donner une forme en blanc, et deux remplies par un cas de fièvre scarlatine.

TABLE

de température et de signes vitaux, ustion, circulation et respiration, groupés en septénaires pour les hôpitaux et la pratique privée.

N°	NOM.		AGE.	SEXE.	MALADIE.		SEPTÉNAIRE N° I.

NORME DE TEMPÉRATURE.......... DU POULS........... DE LA RESPIRATION.........

187 . Mois.								
Jours de la maladie........	I	II	III	IV	V	VI	VII	Jour maximum. / Jour minimum.
Temps des observations.....	M — S	M — S	M — S	M — S	M — S	M — S	M — S	Total de température du matin. / Total de température du soir.
Fièvre.......... / Zéro santé...... / Dépression...... 0								Total au-dessus de zéro. / Zéro. / Total au-dessous de zéro.
Moyenne journalière..	......	......	......	......	......	......	......	Moyenne de température.
Différence du matin au soir.........	......	......	......	......	......	......	......	Total des différences d'une semaine.
Temp. locale {au-dessus de..... / au-dessous de..... 0								Id. de température locale.
Pouls..................								Id. de pouls.
Respiration.............								Id. de respiration.

Température générale prise à l'aisselle.

Le même tableau d'ustion, de circulation et de respiration rempli par une mère.

NOM, Grace G......; AGE, 10; SEXE, FÉMININ; SCARLATINE.

SEPTÉNAIRE Nº 1.

NORME DE TEMPÉRATURE, .2.   DU POULS, 84.   DE LA RESPIRATION, 26.

1872. Décembre	16		17		18		19		20		21		22	
Jours de la maladie	I		II		III		IV		V		VI		VII	
Heures d'observation	M	S	M	S	M	S	M	S	M	S	M	S	M	S
Température générale prise à l'aisselle. Fièvre / Zéro santé 0 / Dépression	1.6	2.2	1.7	2.1	2.4	2.4	2.8	2.9	3.25	3.8	2.5	2.8	1.5	2.5
Moyenne journalière	1.9		1.9		2.4		2.85		3.52		2.65		2	
Différence du soir au matin	.6		.4		0		.1		.55		.3		1	
Pouls	130	140	128	135	135	120	72	100	132	136	120	116	104	104
Respiration	30	36	32	40	38	40	36	40	36	36	32	34	32	35

Jour maximum, le cinquième	3.8
Jour minimum, le septième	1.5
Total de température du matin	15.75 : 7 = 2.2
Total de température du soir	18. 7 : 7 = 2.7
Total au-dessus de zéro	34.45
Zéro	"
Total au-dessous de zéro	"
Moyenne de température	17.22 : 7 = 2.46
Total des différences d'une semaine	2.95 : 7 = .42
Id. de pouls	1672 : 14 = 120
Id. de respiration	497 : 14 = 36.5

	23		24		25		26		27		28		29		Septénaire nº 2.	
Jours de la maladie	VIII		IX		X		XI		XII		XIII		XIV		Jour maximum, le douzième.....	2.6
															Jour minimum, le treizième.....	.1
Heures d'observation	M	S	M	S	M	S	M	S	M	S	M	S	M	S	Total de température du matin...	6.35 : 7 = .9
															Total de température du soir....	9 » : 7 = 1.3
Température générale prise à l'aisselle. — Fièvre	1.9	2.2	1.25	1.5	.9	.5	.5	1.4	1	2.6	.1	»	.7	»	Total au-dessus de zéro.	15.25
Zéro santé	0														Zéro.	»
Dépression															Total au-dessous de zéro........	»
Moyenne journalière..	1.55		1.37		.7		.95		1.8		.1		.7		Moyenne de température.........	7.17 : 7 = 1.2
Différence du matin au soir............	.3		.25		.4		.9		1.6		»		»		Total des différences d'une semaine.	3.45 : 5 = .7
Pouls	86	106	102	104	100	»	96	»	102	»	100	»	100	»	Id. de pouls..................	992 : 9 = 110
Respiration	30	36	34	32	28	»	28	»	31	»	27	»	28	»	Id. de respiration..............	247 : 9 = 30

On n'a pas noté de températures locales, parce qu'elles n'ont pas présenté d'anomalie.

On a omis les autres signes et symptômes, ainsi que le traitement, — qui heureusement consista en soins de famille, — afin de laisser voir plus clairement le cours mathématique du cas.

(Extrait des *Archives de médecine scientifique et pratique* du professeur Brown-Séquard.)

Les personnes qui n'ont que des thermomètres de naturaliste à leur disposition pourront continuer de s'en servir, et pour faire les calculs d'ustion elles emploieront la Table des équivalents qui suit en appendice.

Ainsi se trouvent représentés en chiffres les signes mathématiques des maladies.

Nous n'avons plus affaire ici à des signes *physiques* comme ceux que donnent l'auscultation et la percussion, signes dont la perception peut varier d'un observateur à l'autre. Ce sont des signes *positifs,* c'est-à-dire toujours identiques à eux-mêmes, quel que soit celui qui en prend l'observation.

La montre a longtemps été le seul instrument d'observation positive ; on y a successivement joint le sphygmographe, le dynamomètre, l'esthésiomètre, le spiromètre, etc. En leur adjoignant l'instrument et la méthode qui mesurent mathématiquement les ustions vitales, on a un ensemble de moyens de diagnostic positif suffisamment important, et essentiel dans leurs modes opératoires pour pouvoir dorénavant séparer le diagnostic positif du diagnostic simplement physique par le procédé de gemmation qui crée des *espèces scientifiques.*

C'est ce que j'ai l'honneur de proposer comme conséquence de l'introduction des thermomètres physiologiques et de la méthode positive de calculer les ustions pathologiques. Ce sera fonder la thermométrie humaine sur le monolithe sans lequel ses plus beaux travaux fluctueraient sans point d'appui ; et cette base — n'invitons pas d'autres, par notre silence, à l'ignorer, — est le monument de Becquerel et Brechet, assistés de Jules Seguin, le zéro du thermomètre physiologique.

L'objet de cette note peut se résumer ainsi :

1° Remplacer les thermomètres centigrade, Fahrenheit et Réaumur, qui se partagent le monde médical, par le thermomètre physiologique, qui assure au praticien le concours éclairé des familles ;

2° Substituer la thermométrie mathématique, que tout le monde peut écrire et comprendre, à la thermométrie graphique, qui coûte un temps énorme à tracer, ne dispense pas de faire des calculs subséquents, et reste limitée à un petit nombre d'hôpitaux, tandis que la thermométrie humaine est devenue un besoin partout où il y a des enfants et des malades : d'une utilité infiniment plus directe à notre race que la thermométrie climatique.

E. Seguin, D. M.

Paris, 20 juin 1873.
New-York, 17 E, 21 str.

TABLE DES ÉQUIVALENTS

des thermomètres de Réaumur, de Fahrenheit, centigrade et physiologique.

FAHRENHEIT.	RÉAUMUR.	CENTIGRADE.	PHYSIOLOGIQ.	FAHRENHEIT.	RÉAUMUR.	CENTIGRADE.	PHYSIOLOGIQ.
32	0	0	$\overline{37}$	92.48	26.88	33.6	$\overline{3}.4$
41	4	5	$\overline{32}$	92.66	26.96	33.7	$\overline{3}.3$
50	8	10	$\overline{27}$	92.84	27.4	33.8	$\overline{3}.2$
59	12	15	$\overline{22}$	93.02	27.12	33.9	$\overline{3}.1$
63.5	14	17.5	$\overline{19}.5$	93.20	27.20	34	$\overline{3}$
68	16	20	$\overline{17}$	93.38	27.28	34.1	$\overline{2}.9$
72.5	18	22.5	$\overline{14}.5$	93.56	27.36	34.2	$\overline{2}.8$
77	20	25	$\overline{12}$	93.74	27.44	34.3	$\overline{2}.7$
81.5	22	27.5	$\overline{9}.5$	93.92	27.52	34.4	$\overline{2}.6$
86	24	30	$\overline{7}$	94.10	27.60	34.5	$\overline{2}.5$
86.9	24.4	30.5	$\overline{6}.5$	94.28	27.68	34.6	$\overline{2}.4$
87.8	24.8	31	$\overline{6}$	94.46	27.76	34.7	$\overline{2}.3$
88.7	25.2	31.5	$\overline{5}.5$	94.64	27.84	34.8	$\overline{2}.2$
89.6	25.6	32	$\overline{5}$	94.82	27.92	34.9	$\overline{2}.1$
90.5	26	32.5	$\overline{4}.5$	95	28	35	$\overline{2}$
90.68	26.8	32.6	$\overline{4}.4$	95.18	28.8	35.1	$\overline{1}.9$
90.86	26.16	32.7	$\overline{4}.3$	95.36	28.16	35.2	$\overline{1}.8$
91.04	26.24	32.8	$\overline{4}.2$	95.54	28.24	35.3	$\overline{1}.7$
91.22	26.32	32.9	$\overline{4}.1$	95.72	28.32	35.4	$\overline{1}.6$
91.40	26	33	$\overline{4}$	95.90	28.40	35.5	$\overline{1}.5$
91.58	26.48	33.1	$\overline{3}.9$	96.08	28.48	35.6	$\overline{1}.4$
91.76	26.56	33.2	$\overline{3}.8$	96.26	28.56	35.7	$\overline{1}.3$
91.94	26.64	33.3	$\overline{3}.7$	96.44	28.64	35.8	$\overline{1}.2$
92.12	26.72	33.4	$\overline{3}.6$	96.62	28.72	35.9	$\overline{1}.1$
92.30	26.80	33.5	$\overline{3}.5$	96.80	28.80	36	$\overline{1}$

FAHRENHEIT.	RÉAUMUR.	CENTIGRADE.	PHYSIOLOGIQ.	FAHRENHEIT.	RÉAUMUR.	CENTIGRADE.	PHYSIOLOGIQ.
96.98	28.88	36.1	$\overline{.9}$	101.48	30.88	38.6	$\overline{1.6}$
97.16	28.96	36.2	$\overline{.8}$	101.66	30.96	38.7	$\overline{1.7}$
97.25	29	36.25	$\overline{.75}$	101.75	31	38.75	$\overline{1.75}$
97.34	29.4	36.3	$\overline{.7}$	101.84	31.4	38.8	$\overline{1.8}$
97.52	29.12	36.4	$\overline{.6}$	102.02	31.12	38.9	$\overline{1.9}$
97.70	29.20	36.5	$\overline{.5}$	102.20	31.20	39	$\overline{2}$
97.88	29.28	36.6	$\overline{.4}$	102.38	31.28	39.1	$\overline{2.1}$
98.06	29.36	36.7	$\overline{.3}$	102.56	31.36	39.2	$\overline{2.2}$
98.15	29.40	36.75	$\overline{.25}$	102.65	31.40	39.25	$\overline{2.25}$
98.24	29.44	36.8	$\overline{.2}$	102.74	31.44	39.3	$\overline{2.3}$
98.42	29.52	36.9	$\overline{.1}$	102.875	31.48	39.35	$\overline{2.35}$
98.60	29.60	37	0	102.92	31.52	39.4	$\overline{2.4}$
98.78	29.68	37.1	.1	103.10	31.60	39.5	$\overline{2.5}$
98.96	29.76	37.2	.2	103.28	31.68	39.6	$\overline{2.6}$
99.05	29.80	37.25	.25	103.46	31.76	39.7	$\overline{2.7}$
99.14	29.84	37.3	.3	103.55	31.80	39.75	$\overline{2.75}$
99.32	29.92	37.4	.4	103.64	31.84	39.8	$\overline{2.8}$
99.50	30	37.5	.5	103.82	31.92	39.9	$\overline{2.9}$
99.68	30.08	37.6	.6	104	32	40	$\overline{3}$
99.86	30.16	37.7	.7	104.18	32.08	40.1	$\overline{3.1}$
99.95	30.20	37.75	.75	104.36	32.16	40.2	$\overline{3.2}$
100.04	30.24	37.8	.8	104.45	32.20	40.25	$\overline{3.25}$
100.22	30.32	37.9	.9	104.54	32.24	40.3	$\overline{3.3}$
100.40	30.40	38	1	104.72	32.32	40.4	$\overline{3.4}$
100.58	30.48	38.1	1.1	104.90	32.40	40.5	$\overline{3.5}$
100.67	30.52	38.25	1.15	105.108	32.48	40.6	$\overline{3.6}$
100.76	30.56	38.20	1.20	105.125	32.52	40.625	$\overline{3.625}$
100.85	30.60	38.25	1.25	105.26	32.56	40.7	$\overline{3.7}$
100.94	30.64	38.3	1.3	105.37	32.60	40.75	$\overline{3.75}$
101.12	30.72	38.4	1.4	105.44	32.64	40.8	$\overline{3.8}$
101.30	30.80	38.5	1.5	105.62	32.72	40.9	$\overline{3.9}$

FAHRENHEIT.	RÉAUMIUR.	CENTIGRADE.	PHYSIOLOGIQ.	FAHRENHEIT.	RÉAUMIUR.	CENTIGRADE.	PHYSIOLOGIQ.
105.80	32.80	41	4	109.175	34.3	42.875	5.875
105.98	32.88	41.1	4.1	109.22	34.32	42.9	5.9
106.025	32.92	41.125	4.125	109.40	34.4	43	6
106.16	32.96	41.2	4.2	109.58	34.48	43.1	6.1
106.25	33	44.25	4.25	109.625	34.5	43.125	6.125
106.34	33.04	41.3	4.3	109.76	34.56	43.2	6.2
106.52	33.12	41.4	4.4	109.85	34.6	43.25	6.25
106.70	33.20	41.5	4.5	109.94	34.64	43.3	6.3
106.88	33.28	41.6	4.6	110.075	34.7	43.375	6.375
106.925	33.32	41.625	4.625	110.12	34.72	43.4	6.4
107.06	33.36	41.7	4.7	110.30	34.8	43.5	6.5
107.15	33.40	41.75	4.75	110.48	34.88	43.6	6.6
107.24	33.44	41.8	4.8	110.525	34.9	43.625	6.625
107.375	33.50	44.825	4.825	110.66	34.96	43.7	6.7
107.42	33.52	41.9	4.9	110.75	35	43.75	6.75
107.60	33.60	42	5	110.84	35.04	43.8	6.8
107.78	33.68	42.1	5.1	111.02	35.12	43.9	6.9
107.825	33.70	42.125	5.125	111.20	35.20	44	7
107.96	33.76	42.2	5.2	111.38	35.28	44.1	7.1
108.05	33.80	42.25	5.25	111.56	35.36	44.2	7.2
108.14	33.84	42.3	5.3	111.74	35.44	44.3	7.3
108.185	33.90	42.375	5.375	111.875	35.5	44.375	7.375
108.32	33.92	42.4	5.4	111.92	35.52	44.4	7.4
108.05	34	42.5	5.5	112.1	35.6	44.5	7.5
108.68	34.08	42.6	5.6	112.28	35.68	44.6	7.6
108.725	34.1	42.625	5.625	112.46	35.76	44.7	7.7
108.86	34.16	42.7	5.7	112.64	35.84	44.8	7.8
108.95	34.20	42.75	5.75	112.82	35.92	44.9	7.9
109.04	34.24	42.8	5.8	113	36	45	8

DU MÊME AUTEUR :

Temperature in diseases, by Prof. C. A. WUNDERLICH, abridged by Dr E. SEGUIN.

Thermometry and human temperature, by Edward SEGUIN, M. D.

Les deux ouvrages en un seul volume 12mo de 280 pages, chez W. Wood, édit., 27, Great Jones street, New-York.

Clinical charts. To record the vital signs in hospitals and private practice. En vente par 12^{nes} et 100^{nes}, chez W. Wood et Cie.

Family Thermometry. A MANUAL *for mothers, nurses and all who have charge of the young and of the sick.* 12mo, 72 pages, G. P. Putnam's sons, publishers, New-York.

Pour les autres ouvrages du Dr SEGUIN sur le traitement des idiots, l'art de faire parler les sourds-muets, etc., voir les Catalogues de W. Wood, New-York, de J. B. et Germer-Baillière, Paris.